chlund

IMPORTANCE

D'UN

Traitement Scientifique des Maladies DES DENTS.

PAR LE

Docteur SCHLUND

Membre de la Société médicale de Strasbourg, et de la Soc. méd. allemande de Paris.

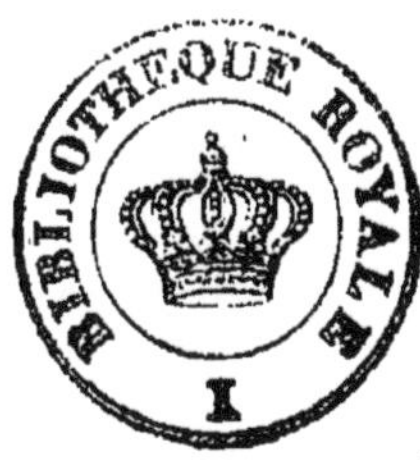

PARIS

CHEZ L'AUTEUR, PLACE DE L'ÉCOLE DE MÉDECINE.

1845

SÈVRES.—IMPRIMERIE DE M. CERF, RUE ROYALE, 144.

DÉDIÉ

à la Commission du Congrès médical.

Il y a longtemps que M. Marjolin et d'autres autorités aussi imposantes que la loi même, ont démontré que le dentiste ne doit pas être seulement mécanicien, mais réellement médecin. La pratique est malheureusement bien loin de répondre à cette exigence indispensable. Car la spécialité dont nous traitons n'est pas cultivée, elle n'est qu'exploitée, et le plus souvent par des ignorants, qui, au lieu de faire marcher cette science, l'arrêtent, en couvrant leur peu de savoir du voile du mystère. J'ajoute : qu'elle est exploitée jusqu'à l'impudence par des mains avides, qui manquent même d'habilité; parce qu'il semble à ces personnes, qu'il suffit aux yeux d'une bonne partie du public de s'entourer d'un luxe éblouissant, pour être dispensé même de l'habilité, de la dernière qualité du dentiste. En effet nous avons des praticiens qui jouissent d'une certaine renommée, sans qu'ils fassent rien par eux-mêmes ; ils se contentent d'avoir de bons ouvriers.

Le charlatanisme effronté, talent comme un autre, est le seul qu'ils sachent combiner avec le brillant de leurs instruments, de leurs meubles, de leurs appartemens et de leurs domestiques. Ces hommes, sans exception, prétendent tous avoir des moyens particuliers et des connaissances secrètes. Prétention si ridicule dans l'état actuel des sciences naturelles ! Ils se maintiennent par des prix qui éblouissent ou ils attirent par une baisse à laquelle le médecin honnête ne peut jamais faire concurrence. Parce que celui-ci, convaincu de l'importance de certains procédés complètement exécutés, et retenu par sa conscience, ne se prête pas si aisément aux préjugés et au bon plaisir d'un public, toujours disposé à se contenter de demi-mesures, nuisibles dans tout traitement médical. Nos soi-disants confrères, comme nous verrons plus bas, usent largement de ces moyens superficiels ; car pour eux la maxime supérieure à toutes les autres, se manifeste dans le grand principe :

Mundus vult decipi : Ergo!...

Faites visite à ces Messieurs, comme je l'ai fait si souvent, donnez-vous pour un confrère étranger, ils éviteront toute question scientifique, mais ils n'hésiteront pas d'avouer leur manière de voir avec une franchise qui ne s'observe pas sans une surprise profonde; car cela prouve à quel degré l'abus est arrivé, et qu'il est presque constamment couronné du succès, au lieu d'être puni.

Tous ces maux ne sont que trop fréquents ; partout la routine et le métier s'emparent de notre médecine, quand les lois ne la protègent plus ; car cet art est un sacerdoce qui ne peut rester pur que dans les mains de l'homme qu'une supériorité scientifique et un point d'honneur plus délicat retiennent dans les justes bornes.

Cependant non-seulement le progrès de la science et son exécution exacte sont enrayés par la routine, qui empêche le médecin de s'occuper de sa spécialité, même la pratique en souffre notablement. Car les routiniers empêchent une application large et grande de ce que la science a déjà gagné sur notre terrain, parce qu'ils détruisent de plus en plus la confiance du public et que, n'inspirant qu'une méfiance méritée, ils tombent dans la déconsidération et sont cause qu'on ne cherche plus des secours assez fréquents et assez complets.

On croit enfin que cette spécialité difficile et savante, (comme l'a bien dit M. Flourens), ne consiste, à vrai dire, que dans un arrachement des dents. Opération, qui malheureusement, dans des maisons bien connues à Paris, est exécutée avec une fréquence mal placée et avec une brutalité qui doit étonner dans la capitale des dentistes !

La méfiance et la déconsidération du public ne restent pas sans effets, sans réaction sur les dentistes mêmes, qui n'ont pas toujours le caractère assez raffermi par des études profondes, pour ne pas se démoraliser enfin, suivre le torrent général et n'être pas disposés, après quelques années de lutte, à justifier l'opinion par laquelle les mots dentiste et charlatan sont devenus à peu près synonymes pour beaucoup de personnes.

Comment changer cet état avilissant pour le médecin honnête et zélé, qui voudrait voir la science tout entière gouverner dans son empire et enrichie de la branche intéressante qu'il cultive; comment changer l'ignorance et la méfiance du public? Comment enfin changer l'indifférence du gouvernement, qui est loin d'exécuter avec une sévérité stricte les lois déjà existantes!! j'en désespèrerai aussi longtemps que nous n'aurons pas aussi en France un ministère de santé publique composé de médecins, aussi bien que nous avons un ministère du commerce, d'agriculture et autres.

Changer l'ignorance et la méfiance du public, à une époque où la considération et le bonheur des médecins marchent en ligne inverse des progrès, de l'importance et de la fondation vraiment scientifique de notre vocation, est une chose plus difficile que jamais.

Que nous reste-t-il donc à faire? Il nous reste à agir sur les médecins mêmes, sur nos confrères, en attirant leur attention sur nos travaux, en leur en démontrant l'utilité réelle et la valeur scientifique. Gagnons leur estime en nous séparant courageusement de la mauvaise pratique des routiniers; évitons d'imiter ces enseignes honteuses, ces annonces effrontées, ces tableaux dégoûtants presqu'au ridicule dont la routine s'entoure.

Renonçons à ces ventes blamables d'elixir, d'opiat, d'eaux, de teinture, etc, ventes que selon nos ordonnances, le pharmacien a seul le droit de faire.

N'oublions jamais que le vrai spécialiste doit cultiver sans interruption la science générale, dont les lois servent de base à sa spécialité; sans cela il dégénèrera bientôt en routinier et ne méritera plus la considération de ses confrères, les médecins.

Telle était ma résolution bien comprise au moment où je me suis voué au traitement des maladies des dents. J'ai reconnu et éprouvé combien il y a de difficultés à marcher sans charlatanerie et sans s'exposer à être confondu dans la masse des praticiens illégaux.

En un mot, j'avais bien pesé toutes les considérations qui empêchent malheureusement une grande partie des médecins français d'embrasser une spécialité pour laquelle ils ont trouvé une vraie vocation dans leur goût pour la mécanique, et aux progrès de laquelle ils étaient capables de contribuer beaucoup par leurs connaissances solides dans les sciences naturelles.

Je savais bien tout ce à quoi je serais exposé, mais je savais aussi que sur cette route si envahie par les empiriques, le vrai médecin peut devenir plus utile que sur toute autre, et j'avais l'espérance de livrer, de concert avec les meilleurs de mes confrères, un combat général à la routine.

Quel traitement rationel pouvez-vous attendre de la part de dentistes qui déclarent franchement qu'ils ne lisent pas du tout et qu'ils n'ont jamais lu, à une époque où les occupations purement techniques doivent leurs innovations les plus importantes et l'industrie son élan énorme à l'appui des sciences. Mais ces dentistes portent une haine même à la science; ils m'ont déclaré verbalement, que, qui fait de la science, ne fera jamais d'argent.

Ces gens, malgré leur étalage aristocratique, sont souvent dépourvus du degré d'éducation qui les rendrait capables de comprendre nos ouvrages déjà assez nombreux, et d'avoir quelque goût pour la science.

Ils portent aux médecins une haine que les sots ont contre les personnes intelligentes; car ils sentent la nécessité du savoir qui leur manque; ils craignent avec raison d'être un jour contraints d'abandonner leur terrain usurpé aux vrais prêtres de l'art.

Cependant ces dentistes ont recours habilement aux médecins, c'est-à-dire, à leurs talents et à leurs études, en se faisant composer des brochures et des livres, afin de se donner ainsi pour hommes d'esprit et de connaissances.

Mais celui, qui les conduit sérieusement sur leurs prétendus ouvrages, a bientôt la triste conviction de l'incapacité de ces auteurs improvisés.

Les travaux les plus modernes de MM. Flourens, Duvernoy, Blandin, aussi bien que des anatomistes et physiologistes allemands, ont combattu victorieusement une grande erreur du grand Cuvier; erreur bien désavantageuse au traitement scientifique des dents. La théorie regarde la dent plutôt comme une excrétion cristallisée, que comme une sécrétion, comme un produit plutôt minéral qu'organique. Cette théorie qui n'admettait que des idées absolument mécaniques dans le traitement, était toute favorable à la dégénération de ce traitement en routine. Evidemment elle fut adoptée avec plaisir et l'est encore aujourd'hui par le grand nombre de nos dentistes.

La sensibilité exquise que dans l'état sain les dents présentent pour les corps les plus petits, surtout si ces corps sont physiquement ou chimiquement nuisibles comme un grain de sable ou les substances acides; puis la présence d'une *sphœra sensibilis* immédiatement sous l'émail, ainsi que les changements anatomiques qui ont lieu dans la pulpe nerveuse et à la surface de la dent pendant les progrès de l'âge; enfin la différence entre les affections carieuses, qui peuvent attaquer la dent, et la sensibilité de la substance dure, propre à certaines formes de ladite maladie, toutes ces observations depuis longtemps connues, devraient déjà fortement ébranler la théorie du grand Cuvier.

Les travaux modernes de M. Flourens, de M. Duvernoy et de Physiologistes allemands ont démontré jusqu'à l'évidence la structure organique de la dent.

M. Flourens a prouvé par ses belles expériences que ces prétendus cristaux se colorent aussi bien par la garance et sous les mêmes conditions que les os.

Les prépations d'Iode dont l'emploi est poussé à un certain degré, peuvent donner aux dents une teinte bleuâtre, selon l'assertion de M. Delabarre.

L'ictère les colore souvent en jaune, ainsi que le fait déjà l'âge avancé.

Le choléra a donné aux dents fréquement un aspect rougeâtre.

Le mercurialisme est reconnu évidemment nuisible non seulement aux gencives, mais à la substance dentaire même.

Le fer incandescent qui a une influence aussi favorable sur la carie sanieuse des dents, que sur celle des os, change facilement la couleur blanche bleuâtre des dents des scrophuleux en blanc mat.

Enfin la couleur blanche bleuâtre des dents, des phthisiques ;

La faculté des dents cassées, de se souder de nouveau, tout-à-fait solidement, sous un traitement approprié ;

Ainsi que l'enveloppe bien organique de balles et autres corps étrangers introduits dans les dents de grands animaux, ont défait les idées trop matérielles, trop minérales, pour ainsi dire, sur la structure des dents.

L'ensemble de ces observations prouve, comme les professeurs Flourens, Bell et les autres le prononcent, que les dents sont comprises dans le mouvement vital aussi bien que d'autres parties.

Néanmoins la masse de nos soi-disants confrères, s'appellant Mécaniciens-dentistes, maintiennent encore l'ancienne opinion ; d'abord, parce qu'ils ne connaissent la science que par tradition, et parce qu'une pareille théorie sanctionne mieux la pratique des ignorants.

Nous ne parlons pas de la foule de ceux qui, n'étant absolument qu'ouvriers, n'ont pas l'idée que le savoir pourrait aider leur métier.

Si les dents sont dans le torrent vital aussi bien que les autres parties, il s'en suit conséquemment que les dents sont exposées aussi bien que les autres organes à en partager sympatiquement les souffrances, et à avoir leur part aux maladies constitutionnelles.

Il en résulte d'un côté que la pathologie dentaire bien étudiée contribuera à éclairer la physiologie pathologique et enrichira la symptomatologie des autres maladies.

Il en résulte encore, que dans beaucoup de maux de dents une médication plus circonspecte et souvent interne sera indiquée. Il en résulte enfin, surtout dans les maladies dentaires très étendues et continuelles, qu'une médication constitutionnelle sera la seule qui pourrait être employée avec succès, principalement dans la jennesse où une prognose scientifique nous engagera à un traitement profilactique si bien placé à cet âge.

Dans l'état actuel des choses où le public est tout à fait habitué au traitement le plus superficiel, il est très difficile de le soumettre à un traitement rationnel.

Ainsi l'expérience reste en arrière; néanmoins elle peut prouver déjà les grands succès qu'on pourrait obtenir dans ce domaine ; car il y a longtemps que le docteur Duval, le doyen des dentistes de Paris, à écrit son ouvrage sur les rapports des maladies des dents avec les autres états pathologiques.

L'espace me défend de m'expliquer ici sur certaines maladies des enfants qui sont souvent si intimement liées au mouvement physiologique qui a lieu dans les mâchoires à cet âge, mais je dois citer ce que tant d'autres ont déjà dit : que le médecin est ordinairement trop peu dentiste, et le dentiste trop peu médecin pour avoir un jugement bien suffisant dans le traitement de ces états pathologiques.

Il est certain que le système nerveux dentaire est exposé plus que tout autre aux souffrances sympathiques. C'est pourquoi l'empressement des routiniers, à faire l'extraction, sacrifie fréquemment des organes rien moins que malades.

Il est évident que les scrofules sont dans beaucoup de cas accompagnées d'une destruction des dents, et que les maladies constitutionnelles des os le sont presque toujours.

Souvent la mauvaise formation des dents, qui prouve à l'observateur attentif quelquefois une formation irrégulière des mâchoires, m'a fait reconnaître un rachitisme peu prononcé de l'enfance, déjà depuis longtemps passé.

Les maladies fébriles de la jeunesse et dans tout autre âge, principalement les maladies du canal digestif, avant tout, la fièvre typhoïde et muqueuse, ont une influence générale très fâcheuse sur les dents, si un traitement local n'en neutralise pas les effets.

Les maladies rhumatismales, les troubles dans les fonctions de la matrice, dans le flux hémorrhoïdal, détruisent fréquemment les rateliers les mieux constitués et conservés dans un état excellent jusqu'à l'âge de quarante ans.

Je pourrais aller plus loin et prouver, comme je le fais dans mon cours, de quelle influence une diagnose scientifique et un traitement médical sont dans la pratique du dentiste. Je pourrais prouver que des professeurs comme Flourens, Duvernoy, Pyorry et Stober, ainsi que le vénérable Doyen des dentistes corroborent mon opinion. Dans des cas multiples j'ai arrêté la destruction par la combinaison d'un traitement général au traitement local ; mais l'espace concis d'un article me défend de m'étendre plus loin sur ce sujet, qui d'ailleurs n'a besoin que d'être touché pour être admis par le médecin rationel.

« Les maladies des dents mieux étudiées, quelle partie précieuse fourniraient-elles au diagnostique , s'écrie le professeur Piorry dans sa symptomalogie ; et il faut que j'ajoute comme spécialiste qu'il n'y a pas de moyen plus important pour reconnaître l'état sanitaire général d'un individu, pour deviner les maladies précédentes et surtout celles de l'enfance.

L'inspection des dents aide plus qu'un autre signe à distinguer les races des hommes, les constitutions, les tempéraments, les différentes nations mêmes; car partout la forme, la situation, la couleur nous présentent des nuances intéressantes.

Le dentiste observateur est même tenté d'entamer à cet égard un chapitre très curieux, en comparant les rateliers de certains individus avec celui de certaines classes d'animaux, des rongeurs par exemple, des carnassiers, des ruminants, etc.; mais il n'est pas permis au médecin de s'aventurer dans la route audacieuse que Suétone a frayée d'une manière si spirituelle, dans ses tableaux caractéristiques des Empereurs.

Nous avons exposé que la médication interne si négligée peut devenir très importante dans le traitement des dents, mais nous verrons qu'un traitement local qui se borne tout à fait à la mécanique ordinaire, n'est rien moins que complet, même localement.

Il est reconnu entre les médecins dentistes, que la carie sanieuse d'une dent peut être modifiée avantageusement par une sorte de pansement régulier avec les substances appropriées.

Il est reconnu que les nerfs, mis à nu à la suite d'une carie, peuvent se couvrir d'une substance osseuse par un traitement analogue, et l'organe alors, préparé pour le plombage, sera conservé.

Les poudres dentifrices ne sont pas seulement bonnes comme moyens de propreté; composées d'une manière scientifique, elles peuvent agir sur les dents, les gencives et la salive.

Le quinquina, le sulfate de quinine donnent aux dents trop blanchâtres des individus trop lymphatiques une teinte jaunâtre comme celle qui se trouve sur les dents des personnes d'un tempérament nerveux, robuste, surtout chez les hommes d'un âge mûr, époque où ces parties sont le moins exposées à la carie.

Les substances bien antiseptiques dans les poudres ralentissent évidemment la marche de la carie.

Les gencives trop rélachées, trop saignantes sont parfaitement raffermies par les substances vraiment taniques.

Les matières alcalines bien choisies corrigent la salive trop abondante, en neutralisant sa qualité alors souvent plus acide qu'alcaline.

Je me suis convaincu, après des recherches de plusieurs années dans les hopitaux, que les liquidites abondantes de la bouche pendant le mercurialisme et beaucoup de maladies du canal digestif, surtout pendant la fièvre muqueuse, sont plutôt acides qu'alcalines.

Cette acidité est encore plus prononcée pendant la fièvre typhoïde, et en général dans toutes les maladies accompagnées d'une forte réaction fébrile.

Le même état se rencontre chez les enfants rachitiques, principalement pendant la dentition, chez les femmes pendant la grossesse ou pendant l'allaitement, périodes dans lesquelles la salive est presque toujours très abondante.

Il est reconnu aussi que la carie marche plus rapidement et s'établit bien plus fréquemment pendant ces états pathologiques; et personne ne doute plus que cet état de la salive n'ait une influence fâcheuse sur la surface des dents. Il était donc rationnel, même indispensable, que la poudre dentifrice fut composée selon les cas indivuduels, et si la destruction menace de s'étendre, là poudre dentifrice devrait être prescrite comme médicament.

Mais non, les dentistes n'obéissant qu'à la routine et plutôt marchands que médecins, vendent la même composition à tout le monde.

Presque toujours cette masse contient des substances acides pour blanchir mieux, et des substances dures comme les coraux et la pierre ponce, pour nettoyer plus rapidement. Tout dans l'intérêt de leur commerce, rien dans l'intérêt de la guérison; car les dentistes ici sont des industriels selon l'arrêt de la Cour de Cassation, et non des médecins.

Le tartre sur les dents, qui est d'une nature rien moins qu'identique, variable selon l'âge, la constitution et les habitudes, exige déjà des considérations au-dessus des connaissances du routinier.

L'enlèvement de cette concrétion, qui est regardé comme quelque chose de bien simple par le vulgaire, est néanmoins une opération qui n'est pas toujours trop facile quand on veut la bien faire; généralement elle est mal faite.

D'abord parce que les dentistes, ignorant la nature différente des concrétions, emploient dans tous les cas un peu opiniâtres les acides; ils se servent outre cela d'instruments très brillants, qui sont toujours trop durs; car l'acier bien trempé se laisse seul bien brunir; mais l'instrument attaque alors, non seulement le tartre mais aussi les dents.

On emploie des poudres dentifrices qui contiennent des substan ces comme du gré pulvérisé; tout pour abréger la besogne, pour faire beaucoup et pour gagner assez, malgré un prix qui détruit toute concurrence consciencieuse.

Au lieu d'enlever avec exactitude et patience toutes les parties de la concrétion aussi bien entre les dents et sous les gencives que sur la surface extérieure, on se borne au plus superficiel ; on a ainsi le triple avantage de finir de suite et sans peine, puis les Dames disent : il m'a bien nettoyé les dents dans un clin-d'œil et sans me faire le moindre mal; mais par dessus le marché, le dentiste voit dans quelques mois toujours revenir sa pratique, restant dépendante de lui, car elle est traitée, mais jamais guérie. Il y en a même qui offrent des nettoyages de première, de seconde et troisième classe ; quel génie industriel !

Passons-nous d'une opération à l'autre, nous verrons que le dentiste au lieu de soumettre, en médecin, le public à sa science et à sa conscience, se soumet lui-même en serviteur industriel aux caprices de la mode et des préjugés qui résultent de l'ignorance de ses malades.

L'ablation partielle d'une dent, qui conserverait une grande partie de l'organe, une partie encore si importante pour la mastication, pour le bon arrangement des dents voisines, pour le maintien des joues, pour le placement des dents artificielles ; l'ablation partielle est rarement faite par les dentistes, parce que les routiniers ne sont pas assez familiers avec les indications de cette opération et qu'ils possèdent rarement tous les instruments pour la faire bien dans tous les sens, principalement enfin parce que la vue myope de leur pratique n'en conçoit pas les avantages ; car ici comme chez le fabricant la pratique commande et non le médecin. On arrache au lieu de guérir.

Cependant même dans ce dernier cas on pourrait souvent tirer un grand avantage des instruments de l'ablation, comme j'ai démontré dans un article présenté à l'Institut; mais on ne pense pas si loin, on ne connaît pas même ce qui est nécessaire pour un procédé pareil.

Si une carie douloureuse se présente où le nerf est mis à nu, cas presque toujours guérissable par une juste application du fer incandescent et une médication de quelques jours, on procède néanmoins toujours par l'extraction ; 1°, parce qu'on est rarement muni d'un appareil complet pour faire cette opération avec succès et peu de douleurs, puis parce qu'on a trop peu d'expérience pour la bien faire ; enfin parce qu'on ne veut pas effrayer les femmes ; il vaut mieux, dit-on, les tromper que de se donner une peine qu'elles ne sauront pas apprécier.

Si malheureusement une inflammation, une douleur rhumatismale, une congestion passagère ou une névralgie, s'emparent d'une dent, alors arracher et toujours arracher est le principe auquel on obéit ; fatale mutilation qui ne devrait jamais être permise que dans le cas d'une désorganisation de la racine.

Mais comment l'ouvrier sans aucun rudiment de pathologie reconnaîtra-t-il un cas pareil ? Comment un préjugé aussi funeste sera-t--il détruit chez les malades par un individu qui cherche toute son influence, toute sa considération dans un extérieur très propre et très poli, mais avant tout dans une grande prestesse d'opération ? Cette extraction employée avec une fréquence si irrationnelle et si funeste, est exécutée avec une rudesse qui la fait beaucoup plus douloureuse qu'elle n'est en elle-même, et avec une ignorance qui augmente considérablement les dangers, dont elle n'est pas du tout dépourvue ; car nous avons des cas de mort, à Paris aussi bien qu'ailleurs, à la suite d'un arrachement de dents.

J'ai vu dans une des premières maisons, que le rebord alvéolaire était constamment brisé dans l'extraction; et comme je manifestais ainsi qu'un autre médecin, de l'étonnement sur le résultat d'une violence aussi aveugle, le chef n'a pas craint de nous répondre que cela était nécessaire pour une bonne et prompte guérison !!

J'ai vu que, sans avoir égard à la position de la dent, à la direction de la racine, on prenait toutes les dents de la même manière pour les ôter, pendant que tant de circonstances bien examinées, bien réfléchies doivent modifier très différemment l'emploi et la direction de la force.

La cause de ces désordres n'est pas seulement dans l'ignorance et dans l'effronterie, mais plutôt dans les préjugés d'un public qu'on veut flatter, parce qu'il voit dans la vitesse de l'opération le premier mérite de l'opérateur. Les suites d'une conduite pareille sont d'abord : des méprises plus fréquentes que l'on ne pourrait croire, par conséquent l'arrachement des dents saines; puis les hémorrhagies, même mortelles, accidents malheureusement réels et non fabuleux, tels qne nous en avons vu nouvellement encore dans le Faubourg du Roule.

Enfin les fractures des mâchoires ou leurs luxations, les fractures de dents, ou d'une bonne partie de l'alvéole avec l'arrachement des gencives;

Des plaies longues à guérir et des fistules ainsi que l'ébranlement et l'arrachement des dents voisines sont les suites les moins fâcheuses de ces forces employées sans ménagement, sans calcul.

Bien souvent aussi les opérations restent à demi faites; elles sont suivies alors facilement d'inflammations internes, de douleurs atroces et de spasmes dangereux.

L'homme qui n'est qu'à demi instruit est très disposé à s'arrêter à moitié chemin, devant chaque obstacle étranger à son jugement, et à quitter lâchement son malade.

L'extraction demande, d'après les premiers auteurs comme le professeur Nessel et tant d'autres, des connaissances exactes, et toutes les autres qualités importantes de l'opérateur, le calme, du sang-froid, de la réflexion, de la résolution et une fermeté mâle.

L'extraction demande aussi un certain nombre d'instruments très différents et la connaissance rationnelle de leurs indications, exigences dont nous avons trouvé dépourvus nos confrères mécaniciens.

L'action de limer les dents paraît bien simple, néanmoins elle est mal faite par les routiniers.

D'abord ils vont comme toujours bien trop vite et font trop à la fois; ils ne se donnent pas la peine d'user d'aucun moyen de précaution pour éviter les vibrations moléculaires, ainsi que l'irritation et l'échauffement de l'organe. Ils ne se donnent pas la peine de polir les endroits limés et laissent une surface rude et criblée plus que jamais exposée à la carie. Ils liment trop inconsidérément, ils ne rétablissent pas la forme naturelle des dents; ils liment même des dents qui n'ont d'autre défaut que celui d'être serrées; ils liment les dents antérieures quand elles sont difficiles à plomber; car ils veulent finir tout de suite pour gagner assez en peu de temps malgré un extrême bon marché.

Le redressement des dents est une opération dont les effets s'étendent bien plus loin qu'on ne croit quant au degré de la difformité, et quant à l'âge où l'on peut l'entreprendre encore.

Les effets en sont satisfaisants et surprenants, mais ils ne sont assurés que sous la direction d'un homme bien instruit sur les changements physiologiques des mâchoires, comme Miel l'a prouvé si judicieusement.

L'obturation des dents est un travail, dont les beaux succès sont tellement évidents, que j'ai dans ma pratique des cas de seize, vingt et vingt-deux dents plombées dans une seule bouche, qui tiennent depuis des années.

Les racines mêmes, peuvent être conservées de cette manière, et rien ne nous autorise à en faire l'extraction, si elles ne sont pas désorganisées dans l'alvéole.

L'opération de plomber demande plus qu'aucune autre qui se pratique dans la bouche, une patience sans pareille, un coup-d'œil très juste, une certaine force et de la perspicacité; fréquemment elle veut être précédée d'un traitement médical et d'une bonne application du feu.

Les dentistes qui obturent bien, réussissent à peu près dans tous les cas où la racine n'est pas encore attaquée. Mais les routiniers, prenant souvent la sensibilité de certaines caries pour une sensibilité du nerf, déclarent tous ces cas pour intraitables; ils évitent ainsi toutes les difficultés qui se trouvent journellement dans le plombage, et arracher, toujours arracher, reste leur conseil banal. Comme on leur paye le même prix pour la destruction que pour la conservation de l'organe, il vaut mieux pour eux d'effectuer la première qui ne leur coûte qu'un coup de poignet, que de tenter la seconde qui sera longue et pénible.

Quand ils plombent, ils ne se servent que de la pâte mercurielle si pernicieuse pour les dents et pour la bouche. Mais ce procédé est très aisé; on peut opérer ainsi à bon marché, et comme cette partie de la médecine paraît être condamnée à devenir industrie, les moyens les plus commodes pour la concurrence, seront les moyens les plus usités. Je me suis exprimé méthodiquement dans mon cours contre cette manière de plomber. Les docteurs Schuré, Rittmann, Talma, Baudouin, Brewster et d'autres, partagent mon opinion; mais le procédé facile ne sera jamais abandonné par les routiniers; car les avantages pécuniers en sont trop éclatants.

La prothèse dentaire est perfectionnée à ce point qu'elle satisfait complètement la vue, corrige les défauts de la parole et aide réellement à la mastication, comme dit justement le prof. Begin, dans sa chirurgie. Ce sont principalement les dents à pivot, qui, soigneusement placées, peuvent servir à mordre aussi bien que les propres dents. Une fois solidement implantées, elles remplacent parfaitement les organes absents et peuvent rester dix, jusqu'à vingt ans, sans remuer; elles ne causent ni odeur, ni douleur, ni fatigue; de sorte que l'individu qui les porte, oublie qu'il a un produit de l'art dans la bouche.

Mais pour atteindre ce but il faut un grand degré d'habileté en mécanisme, beaucoup de tact pour les cas extrêmement variés, de la patience et de la délicatesse.

D'abord la racine doit être traitée, assainie, et la médecine doit souvent soutenir la chirurgie. Il ne faut pas vouloir tout faire au même instant, sans cela il y aura des gonflements, des inflammations intenses, des douleurs atroces et tout le cortége pénible. qui accompagne ordinairement les procédés des dentistes trop pressés. La crainte de ces suites fâcheuses, une hâte bien plus commerciale que médicale, empêchent une bonne partie des malades de se servir d'un excellent moyen de guérison, qu'un art déjà si avancé peut offrir, Au lieu de creuser exactement le canal dentaire, de faire le pivot presque du même calibre et bien cylindrique, on ne fait bien ni l'un ni l'autre. Au lieu d'employer le feu pour détruire une partie du nerf, la routine se contente de mettre un pivot plus court.

C'est ainsi qu'on évite les frayeurs exagérées du patient, mais on sacrifie la solidité de l'ouvrage. Au lieu d'envelopper le pivot d'une matière indestructible et de le fixer avec une force convenable, on se contente de le placer légèrement pour plaire aux dames; on l'enveloppe de soie ou de coton qui se gonflent par l'humidité, retiennent dans les premiers jours très bien les dents, mais qui se pourissent bientôt et attaquent la parois du canal dentaire; et le dentiste a l'avantage de placer chaque année une dent à pivot plus grand. L'agrandissement du canal et la perte de la racine, sont les conséquences évidentes de quelques répétitions pareilles.

Les dents artificielles qu'on tire maintenant des meilleures fabriques, imitent tellement toutes les formes et toutes les nuances des dents naturelles, qu'il est réellement impossible de les distinguer dans la bouche.

Néanmoins les routiniers se servent encore fréquemment des dents de morts, qu'on ne peut jamais assez fortement implanter, qui pourrissent, répandent une mauvaise odeur et infectent aussi la racine. J'ai demandé à quelques-uns de ces messieurs leur raison d'une préférence si singulière; la réponse fut franche et claire, la voici :

« Si vous travaillez en dents artificielles et dans les conditions voulues, cela durera presque toujours; en employant les dents de morts, nous avons chaque année une nouvelle recette.

On a déjà vu dans ce qui précède que les occupations mécaniques et l'industrie commencent à être régies par la science; on verra par le peu de faits que je puis exposer ici, comment entre les mains du dentiste aussi bien qu'entre celles de l'orthopédiste, la science est plus riche en ressources mécaniques et plus consciencieuse dans leur emploi, que l'industrie qui prétend s'occuper d'une branche de l'art de guérir.

Pour la pose de pièces et des rateliers, il est important que toutes les racines désorganisées soient d'abord enlevées, parceque éliminées bientôt par la nature, leur absence inattendue change tous les rapports, et il faut alors une nouvelle pièce.

Néanmoins des dentistes affichent sans cesse qu'ils posent des rateliers, etc., sans ôter la moindre chose, et mille assertions pour caresser une pussillanimité exagérée, mille autres encore qui sont en contradiction avec le sens commun. Ils font de plus en plus valoir le proverbe qui dit : il ment comme un dentiste.

Mais ce qui est plus sérieux encore, ils ruinent toute pratique rationelle et consciencieuse, en pervertissant les idées de la masse dans tout ce qui se rapporte à nos procédés de guérison. Mais ils ont leur but; car ils ruinent réellement par ces manœuvres leurs confrères plus scrupuleux.

Dans les maux chroniques, ainsi qu'en général dans ceux qui attaquent de rechef plusieurs de nos organes, une instruction au malade sur les défauts de sa manière de vivre, où sur les précautions à prendre dans le cas individuel, est souvent plus essentielle que le traitement local même.

Cet avis du spécialiste est d'autant plus important, que beaucoup de médecins mêmes sont encore peu familiers avec les soins hygiéniques, nécessaires pour la plupart des bouches. Mais peut-on attendre un avis instructif du routinier qui n'est pas instruit lui-même; peut-on attendre que l'industriel éclaire ses pratiques pour les rendre indépendantes de lui.

L'anticipation et l'excès des jouissances, selon certains moralistes, mais plus encore l'anticipation et l'excès du travail, suites inévitables de notre civilisation actuelle, ainsi que les principes contre nature qui président à l'assortiment des mariages, sont les causes principales de la plupart de nos maladies héréditaires, et avant tout, de la fréquence effrayante des maux de dents dans toutes les classes. Les conséquences de ces maux pour la santé et pour la beauté sont si évidentes qu'un plus grand nombre des vrais médecins devraient s'en occuper. Car ces souffrances répétées démoralisent l'homme le plus robuste, aigrissent le naturel doux de la femme et minent son tempérament délicat à un point qu'une personne vigoureuse parvient de précaution en précaution enfin à craindre tout air vif. Son teint fleuri disparaît après quelques années, et elle arrive à une susceptibilité qui lui fait de la vie un fardeau. Les traits de la face perdent leur expression primitive et n'expriment plus rien que la souffrance, qui fait passer les charmes de la beauté bien avant le terme naturel. Les résultats en sont tristes et énormes, personne ne songe qu'un examen profond et une pratique rationelle peuvent seules enrayer le mal.

Les maladies des gencives aussi bien que celles des dents, qui deviennent mutuellement causes et effets, altèrent l'odeur de la bouche, de telle façon que l'air qui y est contenu, se mêlant à celui de la respiration, cause un empoisonnement continuel, comme un sérieux professeur, M. Sédillot m'a répondu : cette observation est surtout applicable chez les femmes qui respirent plus par la bouche. Une haleine pareille, est outre cela, une circonstance rien moins qu'indifférente dans les rapports intimes entre époux.

On aurait pu éviter ces inconvénients en recourant de bonne heure au médecin ; mais la malade même ou une personne de sa connaissance ayant été une fois mal traitée par un de nos mécaniciens-dentistes, son courage s'est perdu avec la confiance.

On a d'abord mal à une dent seulement, on ne mâche plus de ce côté, et puis les dents se gâtent l'une après l'autre ainsi que les gencives; car un organe doit fonctionner pour se conserver. L'extraction est dans ce cas un grand bienfait ; car il vaut mieux perdre un organe que d'en compromettre plusieurs après des souffrances énervantes.

On s'y soumettrait aussi plus facilement si cette opération, méthodiquement faite, était moins rude et plus sûre.

On s'y soumettrait avec moins de souffrances morales, si on avait affaire à un homme qui a vraiment fait des études et en a subi les épreuves. La scène aurait un aspect bien moins fâcheux ; car la considération et la confiance, qui se lient naturellement à la position du médecin, forment un élément très important dans chaque opération, surtout pour le sexe le plus souvent affecté des maux des dents.

Partant de ce raisonnement, j'ai engagé les jeunes médecins qui ont du talent pour la mécanique à se vouer à cette belle branche de l'art de guérir.

C'est dans ce but que j'ai obtenu du Ministre l'autorisation de faire des cours sur les maladies des dents et leur traitement; c'est dans ce but que j'ai pris mon logement vis-à-vis de l'École de Médecine, dans un endroit opposé à mon intérêt.

J'excite et je porte tous ceux que je crois capables d'un coup-d'œil exact et d'une main sûre, à étudier assez les parties mécaniques des sciences physiques et à s'adonner à une spécialité qui est d'autant plus belle qu'elle est riche en vues et en difficultés à vaincre.

Toutes les spécialités étaient au commencement dans les mains de la routine et du charlatanisme; car le métier est plus âgé que la science. Chacune d'elles marchait alors bien lentement, souvent d'un pas rétrograde, conduite par un empirisme aveugle, ou arrêtée par la cupidité qui fait naître le secret. Mais une fois rentrée dans le domaine de la mère commune, de la médecine, dirigée et enrichie par ses lumières, chacune d'elles a pris un élan inattendu, qui ne restait jamais sans réaction fertile pour la science générale.

La même chose aura lieu pour la nôtre aussitôt que le gouvernement exécutera la loi qui demande de chaque spécialiste les examens de médecine.

Les dentistes routiniers sachant bien ce qui leur manque s'appellent chirugiens, médecins, docteurs à chaque occasion. Un certain Rogers avait même le front de mettre la dernière qualité sur son enseigne et dans ses annonces. (Voyez la brochure intéressante de M. Baudouin.)

Par ces titres usurpés ils prouvent eux-mêmes l'importance de la science dans leurs travaux, commé les hypocrites prouvent la réalité de la vertu.

La science, a dit le professeur Velpeau, n'a pour but que l'humanité; l'industrie n'a pour but que soi-même. Le spécialiste dénué de connaissances, étranger à l'intérêt général, n'est qu'un industriel, nuisible au progrès de sa propre branche.

Les spécialités sont jusqu'à un certain point maintenant toutes bien comprises dans les examens du doctorat français, grâce à la sévérité active de ceux qui sont dans notre époque à la tête de l'École; la seule qui est restée dehors encore est la pathologie et la thérapie des dents. Dirigeons donc l'attention de ces maîtres sur ce point important, car le jour qui décidera que cette partie doit entrer dans le cercle des épreuves communes du docteur, sera le jour qui finira le règne de la routine. L'influence de cette décision ne sera pas ressentie seulement chez nous, mais encore dans toute l'Europe.

Car nous prononçons ceci au moment où se forme en France une société de médecins-dentistes, où en Allemagne et en Belgique des sociétés pareilles s'établiront bientôt, où la littérature de la pathologie et de la thérapie dentaire commencent à devenir tout-à-fait médicales. Je l'expose dans le moment où un congrès solennel des médecins français s'est réuni dans la capitale pour rétablir l'ordre dans la pratique ; quand rien ne manque que l'appui du gouvernement, pour faire de notre spécialité une des parties les plus estimées et des plus belles de la science commune.

Cet appui est dans l'intérêt du public, car c'est lui qui gagne, si la science devient une vérité, c'est-à-dire si elle n'existe plus seulement sur le papier, si elle entre en pratique pour porter ses fruits, si elle gouverne en maître là où l'on souffre encore sous l'esclavage de l'ignorance et de la ruse.

Le mal est ressenti partout; dans toutes les classes on trouve des individus qui le jugent sévèrement, et qui s'étonnent de l'existence d'un désordre aussi prononcé qu'il l'est à Paris dans toutes les branches de la médecine.

Tous ceux à qui il plaît et dans ce nombre principalement une foule d'étrangers, font les docteurs sans s'inquiéter le moins du monde des autorités et des épreuves que les lois demandent. Tout cela se passe aussi ouvertement que si la législation n'était qu'une chimère.

Partout, sur les places publiques, au coin des rues, dans les cabarets et hôtels on est accablé d'annones, d'affiches, d'adresses, de plaques :

« Arrachement sans douleur,

« Guérison de tous les maux sans douleur,

« Guérison à la minute,

« Plus de douleurs de dents,

« Plus d'arrachement,

« Médicament qui vient d'un vieux hermite du Mont Liban, ou » d'un chasseur d'Afrique, » en un mot une infinité de choses si ridicules, si absurdes, que nous qui nous respectons, nous qui chérissons la France, nous sommes souvent honteux vis-à-vis de l'étranger honnête qui en lisant toutes ces épreuves du charlatanisme le plus criant, ne veut plus croire qu'il soit dans la capitale d'une nation vraiment civilisée.

Il voit publiquement que dans l'exercice de la science la plus vaste, la plus profonde et la plus intéressante, une anarchie et une impudence sans bornes étouffent l'ordre et le règne des lumières. Ce sont, encore une fois, des étrangers qui se mettent les plus en avant; ces individus mal organisés ont choisi Paris pour le terrain de leurs mauvaises manœuvres, parce qu'ils ne peuvent pas les pratiquer dans leur patrie mieux surveillée.

Finissons par une réflexion bien positive : nous prions tous ceux qui dans l'intérêt de l'humanité veulent se convaincre mathématiquement de la grandeur de ce fléau, nous les prions de s'adresser au rédacteur d'un journal ou à un fermier d'annonces pour avoir une idée exacte des frais de la publicité.

Ils verront que les frais de certains spécialistes s'élèvent jusqu'à 100,000 fr. même, jusqu'à 400,000 fr. par année. Combien le vol doit-il être énorme pour couvrir ces dépenses !!

Un Étranger.

www.ingramcontent.com/pod-product-compliance
Ingram Content Group UK Ltd.
Pitfield, Milton Keynes, MK11 3LW, UK
UKHW021047260726
13994UKWH00005B/2382

9 782329 150666